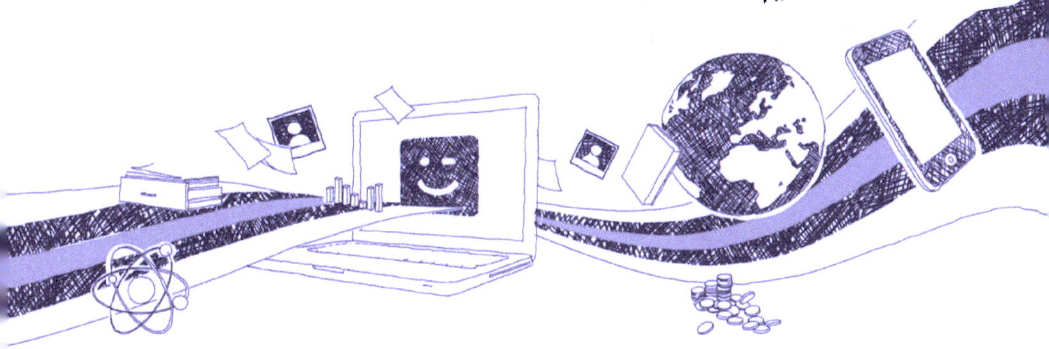

Bibliografische Information der Deutschen Nationalbibliothek:

Die Deutsche Bibliothek verzeichnet diese Publikation in der Deutschen Nationalbibliografie; detaillierte bibliografische Daten sind im Internet über http://dnb.d-nb.de/ abrufbar.

Impressum:

Druck und Bindung: Books on Demand GmbH, Norderstedt Germany
ISBN: 9783668344884

Dieses Buch bei GRIN:

http://www.grin.com/de/e-book/183471/euthanasie-und-sterbehilfe-abgrenzung-theologische-und-geriatrische-sichtweise

Isolde A. Kretzschmar

Euthanasie und Sterbehilfe. Abgrenzung, theologische und geriatrische Sichtweise

GRIN Verlag

Gliederung:

1. Einleitung

1.1. Motivation und Gedanken zum Thema

Euthanasie bzw. Sterbehilfe sollte ein aktuelles Thema unserer Gesellschaft sein. Auch auf Grund der demografischen Entwicklung. Der Riss zwischen den Generationen müsste zudem Anlass geben, sich mit zwei Sichtweisen - der theologischen sowie geriatrischen - auseinander zu setzen. Die jungen Menschen haben eher keinen Bezug zum Sterben. Es ist auch schon auf dem Arbeitsmarkt die Tendenz zu entdecken, dass Arbeitnehmer ab 45 nicht mehr als dynamisch genug für eine Einstellung in verantwortungsvollen Posten gelten. Im Marketingbereich ist ein 35 -jähriger Angestellter schon alt und steht oft alsbald auf der Kündigungsliste. Diese angespannte Tendenz scheint sich auf alle Bereiche auszuweiten. Die Alten werden in Seniorenheimen abgegeben und dann nur noch am Wochenende besucht. Es ist wirklich eine Spaltung zwischen Alt und Jung zu erkennen. Diese Werteordnung der Gesellschaft nimmt natürlich auch Einfluss auf ethische Probleme, wie bei der Frage: Euthanasie - Ja oder Nein? So will ich ergründen, wie die Theologie zu dieser Frage steht. Bei der medizinischen Sichtweise habe ich mich auf die Geriatrie konzentriert, da diese Arbeit sich weitgehend mit Senioren befasst.

1.2. Aufbau der Arbeit

Als Erstes will ich die beiden Begriffe Euthanasie und Sterbehilfe gegenseitig abgrenzen und damit auch begründen, warum Euthanasie im gegenwärtigen Sprachgebrauch weniger verwendet wird. Im darauffolgenden Abschnitt werde ich die Formen der Sterbehilfe erklären und die rechtlichen Konsequenzen beschreiben. Da bei der rechtlichen Beurteilung von Sterbefällen entscheidend ist, wann nun der Todeszeitpunkt war, finde ich es wichtig auch den Todesbegriff zu definieren. Die gesetzlichen Regelungen sind in diesem Zusammenhang nicht so eindeutig klar, so dass ich die Definitionen ausführlicher behandelte. Wie die einzelnen Bereiche der Todesbegriffe abgegrenzt wurden, beschreibe ich in der theologischen Sichtweise in Bezug auf die Sterbehilfe. In diesem Abschnitt gehe ich von der Würde des menschlichen Lebens aus und leite zum menschenwürdigen Sterben über. Als letzten wichtigen Punkt gehe ich auch auf die mögliche Folgen durch die etwaige Legalisierung der Euthanasie ein. Bei der geriatrischen Sichtweise fange ich mit den Kriterien für den Sterbebeistand an. Als Nächstes wird dann die Arzt-Patient-Beziehung beschrieben und das Recht des Patienten erläutert. Zum Abschluss der Arbeit will ich dann die wesentlichen Punkte zusammenfassen und die unterschiedliche Argumentationsweise beider Sichtweisen verdeutlichen.

2. Begriffsbestimmung

2.1. Euthanasie

Euthanasie ist die Ableitung vom altgriechischen Wort, bei dem die Vorsilbe "eu" angenehm, gut, wohllautend und schön bedeutet und unter dem zweiten Wortstamm "thanatos" man den Tod versteht. In diesem Zusammenhang wird dieser Bezeichnung eine bestimmte menschliche Haltung gegenüber dem wie Sterben und Tod gekennzeichnet. In der Antike waren alle Varianten bekannt. Was man heute unter Euthanasie bzw. Vernichtung "lebensunwerten" Lebens versteht, trägt historisch einen negativen Stempel. Ab dem 19. Jahrhundert wird der Begriff zum heutigen Sinn umgewandelt: So heißt Euthanasie einerseits ärztliche Sterbehilfe und andererseits vorzeitige Vernichtung eines Lebens, das als unwert empfunden wird. In der gegenwärtigen juristischen Literatur in Deutschland werden folgende Begriff verwendet: Euthanasie, Sterbehilfe und Leidhilfe. (Vgl. Hyon-Mi Chong, 1998)

2.2. Sterbehilfe

Sterbehilfe ist in der Gegenwartsliteratur vorherrschend. Die Einführung dieses Begriffes ist auf Missbrauch und Negativbelegung des Ausdrucks Euthanasie durch das nationalsozialistische Regime begründet. Die Wortwahl Sterbehilfe aber verdeutlicht weder Gewalt gegen gesunde Menschen noch Serientötung sogenannter unbrauchbarer für ein rassistisches System. Ich will nun genauer auf diese Wortbedeutung eingehen. Sie bezieht sich auf Einzelschicksale. Das erste Wortteil besagt, dass der Sterbeprozess zumindest absehbar beginnen würde und ein Leidender seiner langen Qualen müde ist oder man das vermutet, dass er lieber schon tot wäre. In diesem Zusammenhang wird also eine vorliegende Krankheit, die mit Sicherheit nach einiger Zeit zum Tod führen würde, vorausgesetzt. Es wird auch unterstellt, dass die Diagnose und Prognose der Unheilbarkeit und Unrettbarkeit in der Praxis überhaupt getroffen werden kann. Allerdings wird nicht das Handeln angesprochen, das eine Lebensverkürzung zur Folge hat oder das Unterlassen lebensverlängernder Maßnahmen. Sterbehilfe liegt auch vor, wenn durch bloße Schmerzlinderung die Ursache des Todes nicht verändert und der Todeszeitpunkt nicht vorverlegt wird. Der zweite Wortteil "hilfe" drückt aus, dass die Handlung im Interesse des Morbidunden stattfand. Die Folge ist daraus, dass das eingreifende Handeln aus wirtschaftlichen, sozialen, religiösen und rassistischen Gründen oder die sogenannte Vernichtung lebensunwerten Lebens nicht unter den Begriff Sterbehilfe fällt. (Vgl. Hyon-Mi Chong, 1998)

3. Formen der Sterbehilfe

Sterbehilfe umfasst mehrere Verhaltensformen. In der deutschen Literatur gibt es verschiedene Anknüpfungspunkte und Bildung von Fallgruppen. Es wird primär zwischen echter Sterbehilfe und Vernichtung lebensunwerten Lebens unterschieden. So gibt es auch eine Unterscheidung von Handlungsweisen: aktive und passive Sterbehilfe. (Vgl. Hyon-Mi Chong, 1998)

3.1. Echte Sterbehilfe

Darunter wird nur die Schmerzlinderung ohne Lebensverkürzungsrisiko verstanden. Also ist damit im engeren Sinne die Sterbebegleitung gemeint. Die Person, die die Sterbehilfe ohne Lebensverkürzungsabsicht leistet, geht straffrei aus. Im Gegenteil: Es gibt sogar die Pflicht zur Sterbehilfe durch Schmerzlinderung, die ohne die Absicht auf Lebensverkürzung erfolgt. Bei der ärztlichen Pflicht darf diese Hilfe auch zur Bewusstseinstrübung des Sterbenden führen. In der ärztlichen Berufsordnung ist festgehalten, dass folgende Pflichten ausgeübt werden müssen: Darunter fallen die Maßnahmen wie zur Erhaltung des Lebens, Schutz und Wiederherstellung der Gesundheit und Milderung des Leidens. Bei Unterlassung von schmerzlindernden Maßnahmen ergeht eine Strafbarkeit wegen einer Körperverletzung durch Unterlassung $ 223 StGB. (Vgl. Hyon-Mi Chong, 1998)

3.2. Indirekte Sterbehilfe

Bei dieser Form ist jede Handlung, die subjektiv nur der Schmerzlinderung dient, ohne eine Lebensverkürzungsabsicht gemeint. Allerdings existiert das Risiko, dass mit der Schmerzlinderung das Leben verkürzt wird. Tritt eine Lebensverkürzung durch Schmerzlinderung ein, so ist an sich der objektive Tatbestand eines Tötungsdelikts verwirklicht. In diesem Zusammenhang soll gefragt werden, in welchem Umfang so eine Therapie zulässig ist. (Vgl. Hyon-Mi Chong, 1998)

Eine Basistherapie wie Pflege und Zuspruch sollen ohne Lebensverkürzung geboten werden. Bei der indirekten Sterbehilfe im engeren Sinne wird hier diese Behandlung mit möglicher Lebensverkürzung verstanden. Diese lebensverkürzende Therapie ist zulässig, wenn beim erlaubten Behandlungsrisiko die Einwilligung bzw. die mutmaßliche Einwilligung des Patienten vorliegt, sowie auch erst ein schweres todbringendes Leiden indiziert sein muss. Allerdings liegt hier die Lösung des Problems bei der subjektiven Einstellung des Arztes. (Schewe, 1996)

Es ist zusätzlich zu berücksichtigen, dass der Sterbeprozess mit extremen Schmerzen verbunden sein kann. Anwendung von speziellen Medikamenten oder andere Eingriffe, die das Ziel haben, solche Schmerzen zu lindern, könnten jedoch verstärkt zur Schädigung des Körpers und damit als Nebeneffekt zur Lebensverkürzung führen. (Vgl. Hyon-Mi Chong, 1998)

3.3. Direkte Sterbehilfe

Dabei wird statt Behandlung das Ziel der Handlung ins Auge genommen: Der Eingreifer handelt aus Intention den unmittelbaren Tod des Patienten zu erreichen. Um den Sterbenden vor langen Schmerzen zu bewahren, liegt die Absicht des Täters darin, das Leben vor dem natürlichen Tod zu beenden. Es wird hier zwischen Sterbehilfe mit und ohne Einverständnis differenziert. Beim ersten Fall ist es als Beihilfe zum Suizid zu verstehen und beim zweiten ist es unmittelbare Tötungshandlung. (Vgl. Hyon-Mi Chong, 1998) So ist beides eine aktive mit mehr oder weniger direkter Sterbehilfe, die eine gezielte Beendigung des Leidens bedeutet. Als Tötung ist sie strafbar nach § 216 StGB. (Schewe, 1996)

3.4. Aktive Sterbehilfe

Hier sind die Grenzen zur direkten und aktiven Sterbehilfe leicht verschwommen. Allerdings soll in dieser Arbeit auch der Versuch unternommen werden, eine Unterscheidung zu finden. Unter der aktiven Sterbehilfe wird eine direkte Lebensverkürzung verstanden. Durch die präsente Teilnahme bzw. Beistand am Selbstmord des todkranken Patienten wird gezielt das Leben verkürzt. Suizid bzw. der Suizidversuch des Todkranken sind im Strafrecht nicht tatbestandlich erfasst. Strafbar wird allerdings ein Dritter, der den Suizid eines todkranken Patienten unterstützt und zuschaut. Es bleibt jedoch im Hinblick auf die Beteiligung am Suizid zwischen aktiver Teilnahme am Suizid und das Zulassens des Suizids zu unterscheiden. (Vgl. Hyon-Mi Chong, 1998)

3.5. Passive Sterbehilfe

Darunter wird das Abschalten von z. B. Respiratoren verstanden. Das Problem liegt bei diesem Sachverhalt, ob man dieses Handeln als Tun oder Unterlassung bewerten soll. Der Verzicht auf lebensverlängernde Therapie in Form von Ausschalten automatisierter Lebenserhaltensmechanismen ist hier genau zu hinterfragen. Der hinausgezögerte Todeseintritt kann jedoch je nach Fall für den Patienten nur die quantitative Verlängerung des biologischen Lebens und die Verlängerung des Leidens bedeuten. (Vgl. Hyon-Mi Chong, 1998)

Die Unterlassung an sich möglicher lebensverlängernder Maßnahmen zur Leidensverkürzung sind einerseits zulässig, wenn es eindeutig von Ärzten als Hilfe beim Sterben gesehen wird. Es darf andererseits allerdings kein entgegenstehender schriftlicher Wille oder mutmaßliche Widerspruch des Patienten vorliegen oder bekannt sein. Folglich ist sogenannte passive Sterbehilfe - Abschalten der Geräte - nur dann nicht verboten, wenn genannte aussichtlose Lage eintrat und zum eine Einwilligung oder mutmaßliche Einwilligung des Sterbenden vorgewiesen werden kann. (Schewe, 1996)

4. Gesetzliche Regelungen

Mangels spezialgesetzlicher Regelung der Sterbehilfe kommt im Einzelfall die Anwendbarkeit der allgemeinen Tötungstatbestände §§ 211 ff. StGB in Betracht. Gemäß § 216 StGB ist die Strafbarkeit auch dann gegeben, wenn der Täter durch das zuvor ausdrücklich und ernstliche Verlangen des Schwerkranken zu seiner Tötung bestimmt worden war. Nach geltendem Deutschen Recht ist der Todeswunsch des Opfers für das Strafgesetz lediglich ein mildernder Umstand für eine ausgeführte Tat, aber kein Grund, der die Strafbarkeit als solche beseitigt. (Vgl. Hyon-Mi Chong, 1998)

4.1. Ende des Menschenlebens

Sterbehilfe setzt begrifflich voraus, dass sie vor Eintritt des Todes geleistet wird. Wann der Tod nun wirklich eingetreten ist, soll jetzt im kommenden Abschnitt erläutert werden. Grundsätzlich muss erst zwischen Todesbegriff, Kriterien der Bestimmung des Todes und des Todeszeitpunktes unterschieden werden. Der Todesbegriff ist eher eine normative Regelung. Diese normative juristische Todesdefinition kann den Medizinern die notwendige rechtliche Sicherheit bei der Feststellung des Todes geben. Die Todesfeststellungskriterien sind primär ein medizinisch-empirisches Problem. Allerdings soll bei diesen Begriffen auch eine Wechselwirkung berücksichtigt werden. Die Festlegung eines rein normativen Todeszeitpunkts wäre wirklichkeits- und praxisfern und damit auch für Juristen unbrauchbar. So sollten auch die medizinischen und naturwissenschaftlichen Gegebenheiten berücksichtigt werden. (Vgl. Hyon-Mi Chong, 1998)

4.2. Deutsches Recht

Im vorigen Abschnitt wurde schon die juristische Todesdefinition erwähnt. Zunächst ist festzustellen, dass es keine Legaldefinition des Todesbegriffes gibt. Das Gesetz hat keine Kriterien festgelegt, nach denen der Zeitpunkt des Todeseintritts zu bestimmen wäre. Im Bestattungsrecht sowie im Personenstandsrecht kann man Regelungen über die Todesfeststellung ohne den Begriff Tod finden. Allerdings sollen bei den Personenstandsrecht nur die

Anzeige und die standesamtliche Eintragung von Sterbefällen gesichert werden. Die landesrechtlichen Bestimmungen des Bestattungsrechts, in denen auch die Durchführung der Leichenschau geregelt wird, sollen nur gewährleisten, dass eine Beerdigung oder Einäscherung nach sicherer Feststellung des Todes und nach erst der amtlichen Klärung einer ggf. Todesursache erfolgt. So sind die von Bestattungsrecht genannten Anzeichen nicht im Sinne einer exakten Unterscheidung zwischen Ableben und Tod zu verstehen, sondern als eine Bezeichnung von Kriterien, bei deren Feststellung sicher davon ausgegangen werden kann, dass es sich um einen Toten handelt. "Der Begriff des Todes muss mit den Erkenntnissen der medizinischen Wissenschaft und den Regeln juristischer Interpretation ausgefüllt werden." (Vgl. Hyon-Mi Chong, 1998, S. 10)

4.3. Todesbegriff

4.3.1. Klassische Definition

Tod bedeutet in diesem Sinne das endgültige Aufhören von Herztätigkeit und Atmung. Gemeint ist ein irreversibler Stillstand von Kreislauf und Atmung, der mit dem Aufhören der Funktion des Zentralnervensystems verbunden ist. Als Folge beginnt dann das Absterben aller Zellen und Gewebe des gesamten Organismus. Dieser klassische Todesbegriff beinhaltet zwei Elemente: Einerseits die biologische Einsicht, dass es ein fortschreitender Prozess und kein punktuelles Ereignis ist und andererseits, dass es ein Einzelereignis ist, das bedeutet, dass der irreversible Ausfall von Atmung und Kreislauf als praktisch entscheidendes Einzelereignis im Sterbevorgang angesehen wird. Diese beiden Elemente kennzeichneten bis Mitte der 60er Jahre den sogenannten klassischen Todesbegriff.

Mit der Entwicklung der Medizin und technischen Fortschritts entstand nun die Möglichkeit, durch den künstlichen Ersatz von für unabdingbar gehaltenen Organsystem und -funktionen und Aufrechterhaltung von Atmung und Kreislauf über den Spontanstillstand hinaus durch künstliche Maßnahmen Leben zu retten bzw. zu erhalten. Die Erkenntnis, dass die menschlichen Zellen unterschiedlich lange ohne Zufuhr von frischem sauerstoffhaltigen Blut überleben, führte dazu, dass man künstlich durch eine sogar verspätet einsetzende Reanimation unter Umständen Kreislauf und Atmung wieder in Gang setzen kann. Obwohl die Gehirnfunktion unwiderruflich geschädigt bliebe - fall die Reanimation nicht sofort erfolgen kann - und ggf. alsbald die Gehirnzellen bereits irreversibel absterben. (Vgl. Hyon-Mi Chong, 1998) Das wirft natürlich die Frage auf, wann ist ein Mensch nun wirklich tot?

4.3.2. Hirntod

Wie schon im vorigen Abschnitt erwähnt, stellt sich nun die Frage, ob die Fortsetzung der laufenden Reanimation bis zum endgültigen Zusammenbruch von Kreislauf und Atmung, obwohl bei sicher festgestelltem Totalausfall des Gehirns die Sinnlosigkeit solcher Bemühungen offensichtlich wäre, der Mensch schon als verstorben bezeichnet werden könnte. Der klassische Todesbegriff wird durch den Begriff Hirntod abgelöst. Nach dem Tod des Gehirns schiebt die Reanimationstechnik den endgültigen Körperzerfall nur auf und kann diesen somit nicht verhindern. Erst nach eindeutig Hirntod festgestellt, ist eine Organentnahme möglich. Dennoch ist immer noch zu berücksichtigen, dass Funktionsausfall des Gehirns allein als kein ausreichender Grund für die Anerkennung des Hirntodes gelten darf. Medizin und Recht müssen den Hirntod als das für den Tod des Menschen insgesamt ganzheitlich entscheidende Ereignis erklären. Die Auffassung und Trennung von Todesbegriffes konnte sich bisher nicht durchsetzen. Diese Auffassung unterscheidet nicht streng genug zwischen Todesbegriff und Todesfeststellungskriterien. Zwar folgt der Hirntod dem Stillstand von Kreislauf und Atmung ohne Reanimationsfall zwangsläufig binnen weniger Minuten. Aber dies kann nicht darüber hinwegtäuschen, das erst der Hirntod jenes absolut irreversible und daher entscheidende letzte Ereignis ist, das den Tod ausmacht. So überzeugt es nicht, wenn zwei verschiedene Todesbegriffe nebeneinander stehen bleiben werden. Jedoch der Nachweis des Hirntodes schließt nicht aus, dass die Anwendungen spezifischer Hirntod-Feststellungsverfahren als Ausnahme zu begreifen sind und im Regelfall anhand der traditionellen Todeskriterien auf das Vorliegen des Hirntodes zu schließen ist. (Vgl. Hyon-Mi Chong, 1998)

5. Sterbehilfe

5.1. aus theologischer Sicht

Grundsätzlich gilt im christlichen Zusammenhang, das menschliche Leben als Geschenk von Gott zu achten, nur der Gott bestimmt für ein individuelle Lebenszeit Christentum wie auch. Judentum und Islam sehen den Menschen als Abbild Gottes, diese Ebenbildlichkeit komme dem Menschen unabhängig seiner Verfassung des Körpers und Geistes zu. So wird einerseits die Würde des Menschen impliziert und anderseits kommt die Ablehnung eines absoluten Verfügungsrechts des Individuums über sein eigenes Leben und überhaupt das Recht über das eines anderen Menschen zu entscheiden zum Ausdruck. (Vgl. Hyon-Mi Chong, 1998)

5.1.1. Würde des menschlichen Lebens

Die Wurzel der Würde und das Wesen des Menschen liegen in der Treue und Liebe, in der sich Gott ihm zuwendet. "Die Würde des Menschen vor Gott ist unantastbar." (Vgl. Hyon-Mi Chong, 1998, S. 30) So kann niemand objektiv feststellen, ob ein Schwerkranker noch als Mensch gilt, auch nicht, wenn die so betroffene Person bewusstlos ist und nur noch bedingt die Äußerlichkeiten des Menschseins zeigt. Allerdings ist in diesem Rahmen auch zu berücksichtigen, dass die Würde des Menschen nicht nur auf einzelne Organe und deren Leistung, sondern auf die Ganzheit des Individuums zu beziehen ist. Als Fundament dieser These gilt die Ansicht, dass der Leib als wesensnotwendiger Teil von Psyche und Geist die Personalität des Menschen mitkonstituiert. So wird eine Tötung lebensunwerten Lebens nie aus theologisch-ethischer Sicht gerechtfertigt werden können. Es wird hier christlich davon ausgegangen, dass die Liebe jedem Menschenleben - egal in welcher Konstitution es ist - gilt. Und das bedeutet zugleich, dass ein bloßes biologisches Weiterleben ohne Erhaltungsmöglichkeit ursprünglicher Persönlichkeit als auch menschliches Leben anerkannt werden soll. (Vgl. Hyon-Mi Chong, 1998)

5.1.2. Menschenwürdiges Sterben

Als Gegenstück eines solchen zuvor beschriebenen noch am Lebenseins, will ich nun das als ethisch menschenwürdig verstandene Sterben beschreiben. Jeder Mensch hat einen Anspruch auf menschenwürdiges Sterben. Die letzte Lebensaufgabe ist Abschied vom Leben und muss von jedem Menschen bewältigt werden. Diese Aufgabe des vom leben Loslassens kann auch nicht abgenommen werden. Aber die Mithilfe - fast ähnlich einer Entbindung - muss gewährt werden und Beistand da sein. Die schmerzstillenden Medikamente sollen das Leid mindern und mit dem Ziel gegeben werden, dass der Patient seine letzte Lebensphase human bewältigen kann. Die Ausschöpfung der medizinischen Möglichkeiten abgegrenzt. Die künstliche Hinauszögerung des Todes wird nicht in jedem Falle befürwortet. Wenn eine Operation das Leben nur geringfügig verlängert und die Last bzw. Leiden des Patienten vergrößert wird, soll von diesem Eingriff abgesehen werden. "In dieser Situation ist die Entscheidung des Kranken, sich einer Operation nicht mehr zu unterziehen, sittlich zu achten." (www.stjosef.at/... , S. 8) Zusätzlich soll auch die bestmögliche Pflege gewährt werden. Die menschlichen Aspekte dürfen nicht vernachlässigt werden. Es sollte Wert auf eine vertrauensvolle Atmosphäre sowie herzliche Solidarität gelegt sein. Hoffnung dieser zwischenmenschlichen Nähe ist, dass der Sterbende Wertschätzung seines Menschseins erfährt. Religiöse Anliegen sollen auch berücksichtigt werden, damit der Sterbende sich in seiner seelischen Not nicht verlassen fühlt. Den Fragen und der möglichen Bewusstwerdung, woher kommt und wohin das Leben gehe. Der Glaube kann beim Überwinden der Angst vor dem Tod sehr helfen. Sinngebung eigenen Schmerzes vermittelt das Leiden Jesu Christi als Erlösung.

5.1.3. Folgen durch die Legalisierung der Euthanasie

Aus theologischer Sicht wird die Euthanasie, als die absichtliche Beendigung des Lebens, wie es sie bereits legal unter bestimmten Voraussetzungen in z. B. Holland gibt, total abgelehnt. "Der Mensch hat kein derartiges Verfügungsrecht über sein eigenes Leben. Sicherlich hat er Anspruch auf die Linderung seiner Schmerzen; aber er ist nicht Herr über Leben und Tod." (www.stjosef.at/ . . ., S. 10) In der deutschen Rechtsordnung ist schriftlich festgehalten, dass kein Mensch über das Leben eines anderen verfügen kann. Allerdings wird in Diskussionen im Zusammenhang der hier Zulassung der Euthanasie befürchtet, dass diese Grundlage zerstört würde. Es wird auch in diesem Gedankengang zwar streng zwischen Töten und Sterbenlassen differenziert. Die Förderer der Euthanasie berufen sich auf die im Grundgesetz garantierte Gewissensfreiheit und werfen der Kirche mangelnde Toleranz gegenüber einer weltanschaulichen Minderheit vor. Das Deutsche Ärzteblatt (Ausgabe September 20004) berichtete sog, es wünschen 48 % der Ärzte und 70 % deutscher Bevölkerung laut Auerswald aktive Sterbehilfe zuzulassen. Die Kirche befürchtet, dass die Menschlichkeit mit der Legalisierung der Euthanasie zersetzt wird. Sie widerspricht auch mit dem Argument, weil das Gewissen doch an eine ethische Wertordnung gebunden sei. Als zusätzliches Bedenken äußert die Kirche, dass das Gewissen des Arztes und der Pflegekräfte belastet würde. Eine gestattete Euthanasie verändere die Beziehung zwischen Arzt und Patienten, was das Vertrauensverhältnis belaste. Der vereidigte Arzt handelt doch ursprünglich, der hippokratischer Eid verpflichtet ihn dazu - mit dem Ziel, die Gesundheit zu erhalten und diese wiederherzustellen. "Dieser Dienst am Leben schließt es aus, dass der Arzt zu einem Befehlsempfänger für das Töten auf Verlangen erniedrigt wird oder sich selbst dazu bereit fin*det."* (www.stjosef.at/... , S. 12) Bei der Euthanasie werden dann andere Kriterien, die er dann subjektiv zu beurteilen hat, berücksichtigt und die er rechtfertigen muss. So ist in diesem Zusammenhang auch die Manipulation des Willens des Patienten zu betonen. Ein empfindsame Patient könnte meinen, dass er durch sein vorzeitiges Ableben seine Umgebung entlastet. Es ist dann nicht mehr persönlicher Grundgedanke, sich selbst von Plagen und Schmerz zu befreien. Sondern es wird ggf. durch bitte zur Tötung oder Selbsttötung nur Rücksicht auf die Mitmenschen genommen. "Wenn auch der Wunsch zu sterben schriftlich oder vor Zeugen vom Patienten bekundet werden müsste, welchem seelischen Druck wäre ein hilflos Kranker ausgesetzt, der spürt, dass seine Umgebung ihn abgeschrieben hat und auf seine Bitte um Tötung wartet." (www.stjosef.at/ ... S. 12) So müssen in diesem Kontext auch der Zusammenhang zwischen geltenden Wertmaßstäben der Gesellschaft und die Einstellung bzw. Verhaltensweisen der Individuen berücksichtigt werden. Es darf keine Pauschale oder isolierte Betrachtung der Tötung auf Verlangen stattfinden. Das hätte fatale Auswirkungen auf die Achtung des Lebens allgemein und einzeln. Als Folge wäre eine Gesellschaft der Richter, der urteilen darf, welches Leben als lebenswert und welches als lebensunwert betrachtet wird.

5.2. aus geriatrischer Sicht

Die Altersheilkunde macht sich Verantwortung und auch nun aufklärung zur Aufgabe, denn in der Gesellschaft findet eine kollektive Verdrängungsreaktion gegenüber Sterben, Tod und überhaupt dem Altwerden statt. Diese Verdrängungen sind an folgende Faktoren bemerkbar: Zeit-, Kosten-, Arbeits- und Leistungsdruck zeichnet moderne Menschen. Die Gedanken zum Sterben bleiben unreflektiert; es gibt fast keine natürliche Beziehung zum Sterben mehr. So ist auch die Medizin von dieser Entwicklung der Schnelligkeit bzw. Stress betroffen. Immer mehr Sterbende landen im Krankenhaus und scheiden dort allein gelassen von Angehörigen und Bekannten aus dem Leben. (Schütz, 1996)

5.2.1. *Kriterien für den Sterbebeistand*

Im medizinischen Bereich wird unter Sterbebeistand verstanden, dass dem Patienten vor seinem Tod Erleichterung verschafft werden soll. Es findet eine Gesicht-zu-Gesicht-Beziehung statt. Dem betroffenen Patienten wird versprochen, dass ihm kein unnötiges Leid durch noch notwendige Maßnahmen zugefügt wird. Es soll auch berücksichtigt werden, dass fachliche Diskussion über den Sterbenden in seinem Krankenraum zu unterlassen sind. In seinem hilflosen Zustand hat er das Recht auf eine menschenwürdige Behandlung. "Denn wie immer auch der Geist verwirrt oder der Körper versehrt sein mögen, sein Personsein geht nicht durch Krankheit, Versehrtheit oder psychischen Verfall verloren." (Schütz, S. 101) Es ist auch sehr hilfreich, wenn mental stabile Angehörige oder Freunde anwesend sind. Dieses Zeichen fürsorglicher Kraft der anwesenden Personen vermittelt dem Patienten das Gefühl, dass alle irgendwie bei ihm bleiben. Es soll eine beruhigende, entspannte räumliche Atmosphäre geschaffen werden: einfühlende Anteilnahme und Intensität der menschlichen Zuwendung geben dürfen. Die Minimalforderung an Pflegekräfte liegt bei der Befriedigung von Grundbedürfnissen des Patienten: Reinigung, Ernährung, Recht auf Schmerzlinderung usw. Darüber hinaus sollte Einstimmigkeit der Behandlung des Individuums zwischen Pflegepersonal und Arzt wahrnehmbar sein. Sterbebeistand umschließt die gesamte Persönlichkeit einschließlich der Krankheit des Patienten: "Jedem Weniger an oder jedem Verzicht auf medizinische Behandlung muss immer ein Mehr an pflegerischer Betreuung und mitmenschlicher Zuwendung entsprechen, wenn die Würde des einzelnen nicht missachtet werden soll." (Schütz, S. 102) Grundsätzlich wird das Indikationsmodell - Freigabe zum Lebensabbruch - für Pflegebedürftige abgelehnt. Als weiterer Faktor wird zurückgewiesen, dass das Recht auf ein Leben sonst mit Interesse derer abgewogen würde, die physisch und materiell die Last der Pflege zu tragen haben.

Es wird die Sterbehilfe verneint, wenn diese nur dazu dient, dass die gesellschaftliche Verpflichtung gegenüber Pflegebedürftigen verringert wird. Die Sterbehilfe darf nie unter dem Vorwand zur Entlastung von Mitmenschen oder von Kosten die Tötung eines Pflegebedürftigen befürworten. (Schütz, 1996) Es gibt dennoch grundsätzlich eine Tendenz zur Unterstützung der Hospizidee. Aber es wird auch befürchtet, dass diese Hospiz wünschende Personengruppe in einer Abseitssituation landen könnte. Mit dem Argumentationspunkt unhaltbarer für Schwerkranke Lebensqualität, den die Befürworter der Euthanasie erwähnen, ist ein kritischer Umgang empfehlenswert. Wenn Qualität zu stark betont wird, kann es zu einem Konflikt mit dem Grundsatz der Gleichwertigkeit aller Individuen kommen. Bei standardisierenden Kriterien dagegen können die quantitativen Gesichtspunkte überbetont werden. " . . .; der Wert eines Menschen kann nicht anhand seines Intelligenzquotienten abgegeben werden." (Knessl, S. 53) Abschätzung eins unheilbaren Verlauf birgt die Gefahr, dass durch die Hervorhebung verbleibender Lebensqualität auch die mannigfaltigen Lebensaspekte eher verloren gehen z. B. bei Demenz. Wohlbefinden des Individuums darf nicht auf seinen Beitrag für das Wohl der Gesellschaft reduziert werden.

5.2.2. Arzt-Patient-Beziehung

Bei der Behandlung von betagten Patienten ist auf Besonderheiten zu achten. Deren altersbedingte nachlassende Anpassungsfähigkeit an sich ändernde

Situationen führt insbesondere stationär dazu, dass Senioren diese Phase als lang andauernden Einbruch wahrnehmen. Das Ziel der medizinischen Therapie soll daher nicht nur auf die Beseitigung bzw. Erleichterung einer Erkrankung beschränkt sein. Die Behandlung soll eher eine partnerschaftliche Interaktion zwischen Ärzten, Therapeuten und Hilfesuchenden werden. Die findet am besten im interdisziplinären Team statt. (Schütz, 1996)

In der Ausbildung der Ärzte konzentriert man sich auf Krankheiten, die man beseitigen oder verbessern kann. Auf die Multimorbidität des betagten Patienten wird der Medizinstudent kaum vorbereitet. So muss der später praktizierende Arzt auf Grund der demografischen Entwicklung sich mit Sterbenden auseinandersetzen, auf die er nicht ausreichend vorbereitet wurde. Die dabei auftretende Unsicherheit muss erst überbrückt werden. Denn der sterbende Patient, der die Geborgenheit fühlen will, sucht die zwischenmenschliche Beziehung und Vertrauen zum Arzt. (Schütz, 1996) Aber nicht jeder Schwerkranke verträgt die volle Wahrheitoder will so oder so nichts vom nahenden Ende wissen. So liegt die ethische Bereitschaft des Arztes bei einer aussichtslosen Prognose eher neue verlängernde Therapie anzufangen als eine bereits begonnene abzubrechen. Das unangenehme Gefühl, einen Patienten aufzugeben, indem man bewusst eine Therapie abbricht, ist stark belastend. Als kleinerer psychischer Aufwand wird hingegen zur Arzt-Patient-Beziehung wahrgenommen, wenn man eine Therapie gar nicht erst beginnt. "Therapeutische Maßnahmen nicht einzuleiten und bereits begonnene abzubrechen, bedeutet also oft nicht nur ethisch, sondern auch psychisch etwas anderes." (Knessl, S. 58) Abbruch kann bei noch Verstand bzw. Bewusstsein den Todkranken zutiefst erschüttern, räumt ihm aber die Chance ein, sich auf das Sterben vorzubereiten.

5.2.3. Recht des Patienten

Beim entscheidungsúnfähigen Patienten, der bei der Geriatrie häufiger anzutreffen ist, sind die ärztlichen Entscheidungen überlebenswichtiger bzw. diagnostischer Eingriffe wie auch Behandlungen manchmal gegen den Willen der Angehörigen durchzusetzen und zu vertreten oft ein Problem. Die wahre Persönlichkeit nicht für sich mehr sprechen Könnenden ist zu erkennen. Bei der Intensivmedizin besitzt der Patient den fundamentalen Anspruch, dass der Arzt nur ihm verpflichtet ist und keinem anderen. Die oberste Richtschnur liegt beim Recht des Patienten, eine Weiterbehandlung zu wünschen oder zu verweigern. Auch wenn die Verweigerung also Ablehnung medizinischer Hilfen eher nicht mit der ärztlichen Kunst vereinbar ist. "Künstliche Beatmung und die Injektion von Kreislaufmitteln ins Herz können zu Ersatzriten werden, die anstelle eines Haltens der Hände oder eines Gebetes treten oder Ersatz für ein hemmungsloses Jammern sind, für das in unserer Kultur kein Platz existiert." (Schütz, S. 100) Wie schon in 5.2.2. erwähnt, werden im Medizinstudium die zukünftigen Ärzte kaum auf die natürliche Sterbephase der betagten Patienten vorbereitet. Das führt ab und an zu optimistischer Überschätzung Leben zu erhalten dessen Uhr abläuft und zu rechtlichen Unsicherheiten, die dann den Arzt in Unerfahrenheit veranlassen bereits in der Sterbephase noch lebenserhaltene Maßnahmen einzuleiten. Nur das eingeführte Patiententestament dient weitgehend zur Information und als Entscheidungshilfe für ein angemessenes Verhalten. Aber dieses wird von den Ärzten nicht nur als zwingende Verhaltensvorschrift wahrgenommen, falls der Patientenwunsch dem Hippokratischen Eid widerspräche. Allerdings verfügt der Patient über das Recht, eine Therapie abzulehnen, um sich vor ungewollten Eingriffen zu schützen. Er hat allerdings keinen Anspruch auf die Zuhilfenahme der ihn betreuenden Menschen, falls er sich für das sofort Sterben entscheidet. "Ein Anrecht, getötet zu werden, gebe es weder ethisch noch rechtlich." (Knessl,S. 57)

6. Gegenüberstellung der Argumentationsweise beider Sichtweisen

Bei der Darlegung der theologischen und geriatrischen Sichtweise sind gleiche Tendenzen sichtbar, die allerdings unterschiedlich begründet werden. Diese wesentlichen Punkte will ich im Abschluss der Arbeit hervorheben und noch einmal erläutern.

6.1. Menschenwürde

Beide Sichtweisen plädieren auf ein menschenwürdiges Leben wie auch Sterben. Es ist in der Endphase des Daseins zu berücksichtigen, dass der sterbende Patient besonders würdevoll behandelt wird. Die Kirche begründet diese Ansicht damit, dass der Sterbende seine letzte Lebensaufgabe selbst bewältigen muss, aber sich nicht alleine fühle. Der Leib ist ein wesensnotwendiger Teil, der die Persönlichkeit des Menschen bestimmt. So gilt die Liebe nicht nur den psychisch wachen Menschen, sondern auch den bewusstlosen oder psychisch beeinträchtigen Menschen. Der Glaube soll helfen die Angst vor dem Tod zu überwinden. Es wird durch den Glauben dem Leiden ein Sinn gegeben. Mit diesem Leiden kann auch am Leiden Jesu Christi teilgenommen werden. Aber der Mensch hat einen Anspruch auf Leidminderung in Form schmerzstillenden Medikamente, Gewährung bestmöglicher Pflege und vertrauensvolle Atmosphäre. Allerdings grenzt sich die Kirche auch davon ab, alle medizinischen Möglichkeiten auszuschöpfen. Es ist daher eine künstliche Herauszögerung des Todes abzulehnen. Im Zusammenhang von Weiterbehandlung der in der Sterbephase sich befindenden Patienten erwähnt die geriatrische Sichtweise, dass junge Ärzte auf diese Sterbeprozesse während Studium, Praktischem Jahr usw. oft nicht ausreichend vorbereitet wurden. Im Falle von Unsicherheiten kann sich der Mediziner an vorhandenen Patiententestamenten orientieren. Aber die rechtliche Seite ist auf diesem Gebiet kaum abgedeckt. In Bezug auf die vertrauensvolle Atmosphäre und bei der Deckung der Grundbedürfnisse herrscht mit der theologischen Sichtweise Einklang.

6.2. Wertordnung der Gesellschaft

Die Förderer der Euthanasie begründen ihre These mit der im Grundgesetz garantierten Gewissensfreiheit. Die Theologie gibt bei diesem Argument zu bedenken, dass diese Behauptung dem Gewissen, das an eine Wertordnung gebunden ist, widerspricht. Es wird befürchtet, dass die Menschlichkeit zersetzt wird. Es steht in der Grundlage der Rechtsordnung geschrieben, dass kein Mensch über das Leben eines anderen verfügen kann. Diese Basis würde durch die Legalisierung der Euthanasie zerstört werden. Es ist vor allem zu berücksichtigen, dass auch die Vertrauensbasis zwischen Arzt und Patienten gestört werden würde. Auch die Manipulation des Willens des Patienten durch die gesellschaftlich vermittelte Wertordnung muss unbedingt ausgeschlossen sein. In der geriatrischen Sichtweise wird das Recht auf

Leben betont. Es darf nicht so weit kommen, dass die gesellschaftliche Verpflichtung gegenüber ihrer älteren pflegebedürftigen Generation verringert wird, in dem sie Euthanasie mit mangelnder Lebensqualität begründet. Lebensqualität ist subjektiv wahrnehmbar und kann daher von einem Menschen zum anderen nicht einfach erschlossen werden. Die Gesellschaft hat sich vom Altwerden und Sterben entfremdet. So fällt es ihr auch schwer, die Verbindung der alten und jungen Generation herzustellen, um eine Basis des Austausches zu gewähren. Ein junger Mensch kann nicht über die Lebensqualität eines betagten Menschen urteilen. Keiner kennt den Lebenswert eines anderen genau. Die geriatrische Sichtweise öffnet sich für die Hospizbewegung und gibt gleichzeitig zu bedenken, dass man eine Abschottung alter Menschen vermeiden soll.

7. Schlussgedanke: Patientenautonomie

Patientenautonomie benötigt bessere Voraussetzungen: Für die Geriatrie wird in medizinischer und pflegerischer Ausbildung die Palliativmedizin und Hospizarbeit immer wichtiger - sowie die vom Gesetzgeber verantwortlich klar vorzugebenden Rahmenbedingungen auch. Manche Menschen sorgen sich, dass eines Tages nach einem tragischen Unfall oder bei schwerer Krankheit nicht mehr alles medizinisch Mögliche für sie getan werden würde und andere fürchten sich dagegen sehr davor, dass man sie nicht sterben ließe unter Aufbietung verschiedenster medizinischer Technik und Eingriffen. Daher macht es frühzeitig Sinn, sich eine persönliche Meinung zu bilden, eine eigene Auffassung in Unabhängigkeit zu vertreten und für sich eine Patientenverfügung und Vorsorgevollmacht für gesundheitliche Angelegenheiten zu schreiben. Das Recht aus Selbstbestimmung für das Lebensende ist eine Chance so vom Leben Abschied zu nehmen, wie man es sich gern friedlich für sich selber vorstellt.

Literaturliste:

Chong, Hyon-Mi: Sterbehilfe und Strafrecht - Ein deutsch - koreanischer Vergleich. Edition iuscrim, Freiburg in Br., 1998

Klinghammer, Gisela: Eine steigende Dunkelziffer. Deutsches Ärzteblatt, Heft 9, September 2004

Knessl, Jürg: Medizinische Ethik aus heutiger Sicht. Birkhäuser Verlag Basel 1989

Schewe, G.: Definitionen und aktuelle juristische Aspekte. In: Lebensverkürzung, Tötung und Serientötung - eine interdisziplinäre Analyse der "Euthanasie", Schmidt-Römhilf, Lübeck 1996

Schütz, R.-M: Euthanasie aus geriatrischer Sicht. In: Lebensverkürzung, Tötung und Serientötung - eine interdisziplinäre Analyse der "Euthanasie", Schmidt-Römhilf, Lübeck 1996

Quellen aus dem Internet:

www.stjosef.at/dokumente/sterbebegleitung_dbk_ekd.htm
Sterbebegleitung statt aktiver Sterbehilfe - Textsammlung kirchlicher Erklärungen